AF454780

RAPPORT

SUR

LA CLAVELÉE

PAR

MM. PEUCH & POURQUIER

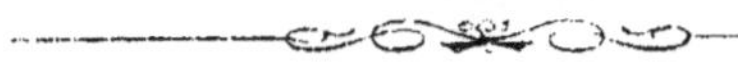

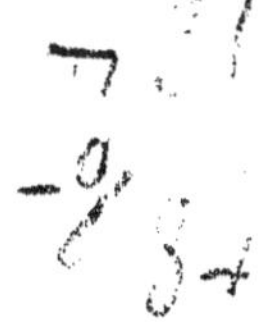

ANGERS

IMPRIMERIE LACHÈSE ET DOLBEAU

4, Chaussée Saint-Pierre, 4

1885

RAPPORT

sur

LA CLAVELÉE

La réunion générale des délégués des Sociétés vétérinaires, provoquée par la Société de médecine vétérinaire pratique, nous ayant confié la rédaction d'un rapport sur la clavelée, c'est-à-dire sur une affection qui cause chaque année aux éleveurs, notamment à ceux du midi de la France, des pertes sérieuses, nous avons l'honneur de vous soumettre quelques considérations sur la police sanitaire de cette maladie, en nous inspirant des données les plus certaines de la science sur sa contagion et les mesures prophylactiques qu'il convient de lui appliquer.

La variole ovine, *la maladie du claveau*, comme l'appelle l'ancienne législation sanitaire, est une affection dont le caractère contagieux a, depuis longtemps, été reconnu par le législateur. Un arrêt du Parlement en date du 23 décembre 1778, édicte un système sanitaire qui témoigne des connaissances que l'on possédait à cette époque sur la contagion claveleuse et la crainte qu'elle inspirait. — Les usages et coutumes de la Normandie et de l'Auvergne, mentionnaient le *claveau* du mouton parmi les vices rédhibitoires, attendu qu'il était admis que le germe de cette maladie pouvait préexister au moment de la vente, et la loi de 1884 de même que celle de 1838, stipule que sa constatation sur un seul animal entraîne la rédhibition de tout le troupeau, s'il porte la marque du vendeur.

Mais quelle est la nature de l'agent contagieux ? Quels en sont les caractères, les propriétés, la vitalité, les modes de propagation ? Autant de questions sur lesquelles on ne possédait, avant les recherches de M. Chauveau et d'autres expérimentateurs, que des données vagues et incertaines ne permettant pas de mettre en œuvre un système sanitaire bien motivé. — Ainsi, Delafond, après avoir affirmé que la clavelée peut naître spontanément[1], déclare que la cause principale qui la propage est la contagion, et que cette contagion s'opère par deux éléments virulents dont l'un est *fixe* et l'autre *volatil*. — Suivant cet auteur, l'air atmosphérique chargé des principes volatils, entraîné par les vents au-delà des bergeries, des pâturages, est l'agent propagateur principal de la contagion. — Une opinion analogue est émise par M. Reynal dans son *Traité de police sanitaire*, publié en 1873. — Pourtant, les recherches de M. Chauveau avaient démontré dès 1868, que la virulence claveleuse n'est point due à un gaz, ni à une vapeur, mais bien à des éléments corpusculaires en suspension dans les humeurs virulentes ; que la partie liquide de celles-ci, est inactive et que la virulence est exclusivement fixée sur les corpuscules solides, en suspension dans ces humeurs. — En outre, M. Chauveau a établi expérimentalement que le virus claveleux, de même que celui de la variole, de la peste bovine, improprement qualifiés de *volatils*, n'est pas susceptible de se répandre dans l'atmosphère par diffusion vaporeuse ou gazeuse ; qu'il ne peut y exister sous un autre état que dans les humeurs des sujets malades, c'est-à-dire sous forme de particules solides tenues en suspension. — Dès lors, on conçoit aisément que les conditions qui permettent au virus claveleux de se répandre sous cette forme dans l'atmosphère, sont incomparablement moins favorables à la transmission de la clavelée par les voies respiratoires que les conditions inhérentes à la diffusion moléculaire vaporeuse ou gazeuse. — En d'autres termes, si l'infection par l'intermédiaire de l'air se manifeste fréquemment dans une atmosphère confinée, il n'en est plus de même à l'air libre et à distance. Dans ce cas, la contagion s'opère par le transport direct des matières contagifères fixées à des intermédiaires de diverses sortes et par l'absorption de ces matières dans les voies digestives. — Par conséquent, c'est ce mode de contagion qu'il importe surtout de prévenir, par un isolement bien compris, portant sur les animaux malades et suspects, sur les objets animés ou inanimés qui ont été en contact avec eux, sans trop se préoccuper de l'influence des courants atmosphériques qui était considérée comme dominante par l'ancienne police sanitaire. D'ailleurs, des faits publiés par M. Garcin, de Saint-Quentin (Somme), et surtout

---

[1] *Traité de Police sanitaire*, 1838, p. 539.

par M. Viseur, d'Arras, viennent à l'appui de cette manière de voir.

Les belles expériences de M. Chauveau sur les maladies virulentes, ne nous ont pas seulement fourni des données sur l'état physique des virus et spécialement du virus claveleux : elles nous ont montré que les corpuscules ou granulations, en lesquelles réside la virulence, se montrent dans le protoplasma des éléments cellulaires du corps muqueux du derme, dès que l'on voit apparaitre à la surface de la peau, une petite plaque rouge, à peine en saillie, qui est le prélude de la pustule claveleuse. — Si on excise ce bouton claveleux naissant et que l'on enlève avec des ciseaux les traces de substance gélatiniforme qui commencent à apparaître à la surface de la peau ; puis que l'on écrase cette matière sur une lame de verre en délayant dans un peu d'eau et qu'on l'inocule à un mouton, l'inoculation, dit M. Chauveau, réussira tout aussi bien que si l'on avait inoculé du liquide claveleux complétement formé, extrait d'une pustule à sa période d'état. Ainsi, ajoute notre savant maître, la virulence existe déjà au moment où apparaissent les premiers linéaments du processus irritatif. — L'élément sur lequel elle est fixée est donc aussi présent nécessairement. Mais l'examen microscopique le plus soigné, ne permet pas de le distinguer des granulations normales des éléments cellulaires ni de celles du tissu inflammatoire pur. Appliquez, dit M. Chauveau, une pastille de potasse sur la peau de l'aisselle d'un mouton ; le tissu conjonctif sous-cutané prendra au niveau du point irrité, un aspect gélatiniforme, comme dans le cas de l'inflammation spécifique causée par la clavelée. Or, si vous étudiez ce tissu gélatiniforme, *au début* de sa formation, vous y trouverez la même intégrité apparente des faisceaux du tissu conjonctif, la même prolifération des éléments cellulaires de ce tissu, la même agglomération de leucocytes autour des vaisseaux sanguins, les mêmes granulations libres, si le processus est un peu avancé. Anatomiquement, il n'y a donc pas de différences entre les éléments virulents de la clavelée et les éléments inflammatoires ordinaires ; ce qui les distingue *c'est la fonction*. La granulation qui procède du processus claveleux engendre la clavelée, celle qui résulte d'un processus inflammatoire non spécifique est elle-même dépourvue de spécificité, bien que sa forme soit semblable à celle de la précédente.

Or, il n'est pas à notre connaissance que, depuis les recherches de M. Chauveau, on soit parvenu à isoler le corpuscule claveleux mieux que l'avait fait cet expérimentateur. — Divers observateurs, Klebs, Erisman, Cohn, Keber, Weiger, Zürn, notamment, ont constaté un *micrococcus* dans la sérosité des pustules, dans le sang et dans les humeurs. Zürn assimile ce *micrococcus* à celui de la variole de l'homme. Cohn a signalé dans le virus claveleux des spores de $\frac{1}{1000}$ de millimètre et des bactéries en boule. — Mais toutes ces recherches ne modifient point les conclusions qui résultent des expériences de M. Chauveau, au point de vue de la contagion et de la prophylaxie de la clavelée. Il en est de même de celles de M. Toussaint sur le microbe de la clavelée. Jusqu'à ce jour les tentatives de culture de ce microbe en dehors de l'organisme, ont échoué. — Ce que nous savons de plus précis sur ce sujet résulte des recherches histologiques et expérimentales de M. Chauveau nous montrant que les granulations, qui sont les agents actifs de la virulence claveleuse, ont besoin pour vivre et se développer du protoplasma cellulaire et qu'elles possèdent la même activité, qu'elles soient libres ou englobées dans la gangue du protoplasma qui en est le milieu de culture.

Bien que le microbe de la clavelée n'ait point encore été cultivé en dehors de l'organisme, ni coloré, il ne s'ensuit pas cependant que l'on ne puisse opposer à cette maladie des mesures préventives efficaces. — On sait notamment, — et depuis longtemps, — que l'isolement sous forme de séquestration ou de cantonnement, constitue l'une des mesures sanitaires les plus rationnelles contre la variole ovine. — Mais la marche irrégulière de la maladie, les intermittences qu'elle présente dans son cours, en prolongent considérablement la durée et la rendent ainsi très onéreuse pour les propriétaires. — C'est là un fait bien connu sur lequel il est inutile d'insister dans une assemblée de praticiens. — Si nous l'avons mentionné, c'est qu'il nous sert de transition toute naturelle pour arriver à l'étude de la clavelisation. — On sait, en effet, que l'un des avantages principaux de cette pratique préventive c'est d'abréger la durée totale de la maladie en la donnant à toutes les bêtes du troupeau en même temps, et, par conséquent, de diminuer la durée de l'isolement. Sur ce point, accord parfait entre tous les clavelisateurs, mais il n'en est plus de même dès qu'on envisage les suites de l'opération, c'est-à-dire les pertes qu'elle détermine. — Tantôt la mortalité produite par la clavelisation est nulle ou insignifiante (0,15 — 0,85 pour 100); tantôt et le plus souvent, elle atteint 3 à 4 pour 100; parfois même 25 et jusqu'à 36 pour 100 comme l'a observé en 1872, M. Garcin, dans le département de la

Somme[1]. A ces pertes, il faut ajouter celles qui résultent de l'amaigrissement des animaux, de la détérioration de la toison, de la diminution du lait, des avortements. — De plus, il ne faut pas oublier que la clavelisation est à la clavelée ce que la variolisation est à la variole humaine, c'est-à-dire que l'inoculation claveleuse, de même que l'inoculation variolique, créant des foyers contagieux, peut contribuer ainsi à entretenir et à propager la maladie. — C'est assez dire que, vouloir claveliser des troupeaux sains, généraliser l'emploi de la clavelisation d'une manière universelle comme cela a été conseillé par l'auteur d'un *Traité de Police sanitaire*, serait un remède pire que le mal. D'ailleurs sur ce point, le législateur de 1881 a coupé court à toutes les difficultés qui s'étaient produites sous l'ancienne législation, en stipulant que la clavelisation ne peut être pratiquée sans l'autorisation du Préfet, et une circulaire ministérielle en date du 20 août 1882, limite le droit conféré à ce fonctionnaire au seul cas dans lequel il s'agira d'un troupeau déjà infecté par la clavelée et pour lequel l'arrêté de déclaration d'infection aura été pris. — Mais si le troupeau n'est pas atteint de la maladie, le Préfet ne peut autoriser la clavelisation sans avoir consulté le Ministre de l'Agriculture en lui transmettant un rapport motivé du vétérinaire délégué. — Cette restriction est, à notre avis, parfaitement justifiée par les dangers de la clavelisation telle qu'on la pratique actuellement. — Certes, si nous connaissions le *vaccin* de la clavelée, les difficultés que présente l'application des mesures sanitaires à cette maladie, les inconvénients qu'elles offrent disparaîtraient sur l'heure et ce serait un grand bienfait pour la fortune publique. — Mais nous n'en sommes point encore là et les diverses tentatives que nous avons faites ont bien perfectionné la clavelisation et simplifié ses suites, mais en définitive, nous ne sommes point parvenus d'une manière constante à conférer au mouton l'immunité claveleuse sans créer des foyers contagieux.

Ainsi l'un de nous a obtenu un claveau d'excellente qualité en le puisant chez un sujet vigoureux affecté d'une variole bénigne et en procédant de la manière suivante : On lave d'abord avec le plus grand soin à l'eau tiède salicylée ou légèrement alcoolisée la pustule arrivée à maturité et l'on en dessèche la surface à l'aide d'un linge très fin et d'une grande propreté. On reçoit alors l'humeur variolique dans un tube stérilisé de Pasteur. La récolte

[1] *Recueil de médecine vétérinaire*, 1874, p. 179.

achevée, on ajoute à ce liquide une substance antiseptique telle que la glycérine salicylée ou phéniquée. On laisse reposer le mélange ainsi obtenu et le liquide citrin dépourvu de coagulum qui s'en échappe est reçu dans des tubes préalablement flambés. Les deux extrémités sont effilées, on les ferme soigneusement à la lampe. Il ne reste qu'à les conserver dans un lieu frais et à l'abri de la lumière. Sur quinze cents bêtes ovines inoculées avec ce claveau, en temps opportun et par une seule piqûre de lancette à la face inférieure de la queue, toutes ou presque toutes n'ont eu qu'une simple pustule.

Il est possible également d'obtenir de bons effets de la clavelisation en injectant dans le tissu conjonctif sous-cutané, du claveau ancien et dilué. Ainsi avec du claveau conservé en tubes capillaires depuis plusieurs mois (2-5-7-9-10 mois), dilué au $^1/_{100}$, au $^1/_{160}$, l'un de nous a constaté que les suites de la clavelisation sont des plus bénignes, en ce sens que la santé des moutons se maintient excellente, qu'il ne se forme qu'une pustule au lieu d'inoculation sans éruption générale manifeste. — Néanmoins le claveau sécrété par cette pustule unique, reprend sa virulence primitive si on l'inocule à l'état frais, sans le laisser vieillir un certain temps. Suivant l'un de nous, il est constant que le claveau recueilli au contact de l'air et conservé en tubes capillaires lutés à la cire, semblables à ceux dont on se sert pour la conservation du vaccin jennérien, s'atténue par suite probablement de l'action oxydante de l'air longtemps continuée, soit que l'air pénètre dans les tubes au moment de leur remplissage, soit qu'il s'y introduise par quelque pertuis ou fissure du lut employé pour boucher les tubes. — Soumet-on l'humeur claveleuse diluée à une aération rapide en la faisant traverser par un courant d'air pendant vingt-quatre, quarante-huit et même soixante-douze heures, la virulence n'est nullement modifiée, tandis qu'elle va en s'affaiblissant graduellement lorsque le claveau est conservé en tubes capillaires.

A quel moment la virulence claveleuse est-elle complètement éteinte ? — On ne peut faire à cette question une réponse applicable à tous les cas, car, comme M. Chauveau l'a fait remarquer depuis longtemps, si le claveau est pris « sous l'épiderme d'une « belle pustule spontanée c'est-à-dire d'une pustule qui n'est pas le « produit direct de l'inoculation, arrivée à sa période d'état ; si « cette pustule le fournit facilement à l'aide d'une légère pression ; « s'il se présente avec un aspect lactescent prononcé, » le claveau offre alors son maximum de virulence. — C'est ainsi que l'un de nous a constaté que du claveau clair et limpide comme de l'eau de roche, conservé en tubes capillaires, avait perdu sa virulence au bout de six mois, tandis que du claveau, recueilli sur un autre animal, s'est montré actif au bout de dix mois ; ce claveau était jaunâtre, visqueux et il exhalait une odeur fétide, au moment où il a été employé. Néanmoins, même dans ce cas, les suites de la clavelisation par injection hypodermique, avec du claveau dilué ont été bénignes.

Diverses expériences faites d'abord sur quelques lots de moutons et ensuite sur deux troupeaux aux environs de Montpellier, témoignent bien manifestement de la bénignité de la clavelisation sous-cutanée pratiquée avec un virus ancien et dilué au moment de s'en servir. — On peut objecter il est vrai, que l'inoculation ne prend pas chez tous les sujets qui la subissent, que, notamment sur 100 bêtes à laine clavelisées par injection hypodermique avec du claveau ancien et dilué, 11 n'ont eu aucune pustule bien qu'elles ne fussent pas réfractaires à la clavelée. — Mais si l'on compare ce résultat à celui que l'on obtient en inoculant à la lancette ce même claveau ancien mais non dilué, on constate que la clavelisation par injection hypodermique l'emporte sur l'inoculation sous-épidermique au moyen de la lancette. Ainsi sur 18 bêtes à laine clavelisées à la manière ordinaire, avec un virus ancien, 13 n'ont eu aucune pustule et se sont ensuite montrées très sensibles à l'action du virus frais. Ces derniers faits concordent avec ceux qui ont été observés il y a près de quarante ans par Lebel, vétérinaire à Brie-Comte-Robert. C'était avec du claveau conservé en tubes depuis onze mois et même vingt-trois mois et demi que ce praticien procédait à ce qu'on appelait la clavelisation préparatoire. Cette opération était pratiquée sur des agneaux sur lesquels on puisait ensuite le virus nécessaire pour claveliser le troupeau. Mais les suites de cette clavelisation avec du virus préparé ne sont pas toujours bénignes et il n'est pas rare que l'inoculation de ce virus frais donne lieu à une éruption générale suivie d'amaigrissement et de détérioration de la toison. Le claveau inoculé à l'état frais, reprend, dans l'organisme du mouton, sa virulence primitive.

D'où il suit que, suivant l'un de nous, l'injection sous-cutanée de claveau dilué, est une méthode de clavelisation, à effets constamment bénins, quand on emploie du claveau conservé depuis deux mois au moins.

Ce n'est pas là — à proprement parler — une méthode de vaccination, bien qu'il ne se forme qu'une pustule au lieu de l'inoculation, car, cette pustule contient un virus susceptible de reprendre dans l'organisme du mouton toute son énergie première.

— Là est un danger de contagion que la police sanitaire doit prévenir en appliquant aux moutons clavelisés des mesures identiques à celles qu'exigent les sujets claveleux.

Peut-on prévenir ce danger en amputant ou en cautérisant fortement la région inoculée, c'est-à-dire l'extrémité terminale de la queue ou la pointe de l'oreille? — Cette opération faite au moment opportun, c'est-à-dire le quatrième ou le cinquième jour après l'inoculation, lorsqu'une tache rouge se montre au point inoculé et avant que la sécrétion claveleuse soit bien établie, cette opération, disons-nous, diminue les chances de contagion par les animaux inoculés, mais elle ne les supprime pas complètement. Il peut arriver, en effet, que la destruction de la pustule claveleuse naissante, n'empêche pas le développement d'une éruption générale, notamment si l'on a inoculé du claveau frais. — D'autre part, il n'est pas démontré que les produits d'excrétion des animaux inoculés soient destitués de virulence. Ce que nous pouvons affirmer, c'est que l'immunité existe alors même que l'on détruit le virus claveleux dans la pustule claveleuse naissante et à plus forte raison si l'on attend le développement complet des pustules, c'est-à-dire quinze jours; dans ce cas l'opération offre moins de garantie au point de vue de la contagion puisque la pustule d'inoculation, qui est un foyer contagieux très actif, est en voie de sécrétion depuis plusieurs jours et que les expériences de M. Chauveau établissent que la virulence claveleuse existe dès que la tache rouge consécutive à l'inoculation apparaît.

Peut-on atténuer le claveau de même que d'autres virus par l'action de certains agents chimiques? — Quelques expériences faites à l'École vétérinaire de Toulouse établissent que l'acide phénique, l'acide sulfurique au $^2/_{100}$, la solution de sulfate de zinc au même titre, la solution de sublimé corrosif au $^1/_{10\ 0}$, l'essence de térébenthine diluée dans quatre fois son poids d'eau, modifient la virulence claveleuse à tel point qu'il ne se produit pas de pustule au point inoculé, mais simplement une infiltration inflammatoire accompagnée parfois de la mortification des couches superficielles du tégument. On pourrait croire que la virulence claveleuse a été complètement détruite, cependant si l'on inocule du claveau frais aux moutons une première fois inoculés avec du claveau traité par les agents chimiques énumérés ci-dessus, on est frappé de la bénignité de ces clavelisations d'épreuve. — Nos expériences ne sont pas assez nombreuses pour nous permettre de conclure sans réserve sur ce point. Nous nous proposons de les répéter dès que l'occasion se présentera, car la clavelisation à deux degrés, c'est-à-dire avec un virus faible, puis un virus fort, serait d'une application plus facile à la pratique que la clavelisation suivie de l'amputation ou de la cautérisation de la région inoculée.

L'hydrogène sulfuré peut-il empêcher ou atténuer les effets de la clavelée naturelle ou inoculée? — On sait que, suivant le Dr Frauchauër de Vienne, l'hydrogène sulfuré empêcherait le développement du virus claveleux, de telle sorte qu'en plaçant des moutons dans une atmosphère chargée de ce gaz — dans la proportion compatible avec la vie — on les rendrait réfractaires à la clavelée. — Or il résulte de plusieurs essais faits par l'un de nous, d'abord sur un troupeau de 200 bêtes ovines, puis sur un lot de 4 agneaux et finalement sur un troupeau de brebis caussenardes, que l'acide sulfhydrique n'empêche point l'évolution de la clavelée, même de la clavelée confluente. — On ne peut donc point compter sur ce moyen dans la prophylaxie de la variole ovine.

La culture du virus claveleux dans l'organisme du mouton suivant la méthode de Pessina permet-elle d'obtenir un virus atténué? — Les premiers clavelisateurs ayant remarqué que les suites de l'inoculation étaient généralement moins graves avec du virus recueilli sur un animal directement inoculé qu'en se servant du claveau provenant d'une pustule développée par contagion naturelle, on a été conduit à cultiver le claveau dans l'organisme du mouton par des séries d'inoculations successives de manière à obtenir finalement une belle et unique pustule.

Telle est la méthode de Pessina qui a donné lieu à la création d'instituts clavelifères dans l'Autriche-Hongrie, afin de fournir aux éleveurs du claveau atténué. Mais ces instituts sont fermés depuis longtemps, paraît-il, car l'on a reconnu que l'inoculation du claveau, cultivé par la méthode de Pessina, n'est pas sans danger et que, surtout, en employant ce virus pour des clavelisations dites de précaution, on créait des foyers contagieux qui entretenaient la maladie en permanence. — Néanmoins, l'un de nous estime qu'en se servant de claveau recueilli et conservé comme il est dit ci-dessus (voir p. 7), et en employant un virus ayant manifesté constamment une éruption bénigne en passant à travers plusieurs organismes, tout éleveur dont le troupeau se trouve placé dans le voisinage de bêtes ovines importées d'Afrique, d'Espagne, de Hongrie, etc., ou disposé par suite de circonstances locales spéciales à contracter la variole, doit claveliser son troupeau. — Selon notre collègue, si l'on ne pouvait se procurer le virus de conserve, il serait facile et peu dispendieux pour l'État, de mettre à la disposition des éleveurs un virus réunissant les qualités voulues : aux moments favorables, on choisirait un sujet vigoureux affecté d'une variole bénigne à pustules nettement délimitées, et l'on procéderait à la récolte du virus d'après la méthode indiquée précédemment (voir p. 7).

Indépendamment du choix du claveau, quelles sont les circonstances susceptibles d'exercer une influence sur les suites de la clavelisation ? — On sait depuis longtemps, que l'âge des animaux, leur état d'embonpoint, l'état de gestation, le moment de l'agnelage, l'allaitement, le lieu de l'inoculation, sont des circonstances qui peuvent aggraver les suites de la clavelisation. — Mais il est une particularité constatée par l'un de nous, et qui n'avait pas été signalée jusqu'ici ; c'est que les sujets inoculés, placés dans des bergeries à côté d'autres animaux affectés de la variole naturelle, peuvent s'hypervarioliser et succomber. En d'autres termes, les moutons clavelisés ne possédant l'immunité qu'à partir du sixième ou septième jour qui suit l'inoculation, — comme le démontrent des expériences faites à Montpellier, — ces animaux peuvent ressentir, pendant cette période, les effets de la contagion naturelle. De fait, l'observation enseigne qu'il est très utile de séparer les bêtes malades de celles qui viennent d'être clavelisées.

Dans le même ordre d'idées, c'est-à-dire afin de diminuer les chances d'hypervariolisation qui peuvent se produire, toutes les fois qu'on inocule, en se servant du virus puisé directement sur un mouton affecté de variole naturelle, on se servira exclusivement du virus mis en tubes.

Peut-on conférer au mouton l'immunité claveleuse en lui inoculant la vaccine ? — Dans son *Traité sur la clavelée, la vaccination, la clavelisation* des bêtes à laine publié en 1822 ; Hurtrel d'Arboval cité par M. Bouley dans son cours du Muséum, rapporte que sur 1,523 moutons vaccinés, 1.341 ont eu une éruption pustuleuse au point inoculé ; sur 182, l'inoculation est restée stérile. « 429 des animaux vaccinés avec succès ont été ensuite soumis à des épreuves d'infection claveleuse, soit par inoculation, soit par cohabitation avec des malades, et 308 ont contracté la clavelée ; 121 seulement s'y sont montrés réfractaires [1]. » Moins heureux

---

[1] H. Bouley. *Leçons de pathologie comparée*, 1882, p. 323.

qu'Hurtrel d'Arboval nous ne sommes jamais parvenus à inoculer au mouton, l'horse-pox ou le vaccin jennérien, c'est-à-dire un seul et même virus de provenance différente. 15 moutons ont servi à ces expériences et aucun n'a acquis l'immunité claveleuse ; tous, sans exception, ont contracté la clavelée.

Pour conclure sur cette première partie de notre travail, nous dirons que la clavelisation n'est point encore un moyen prophylactique conférant l'immunité sans créer de foyers contagieux ; que, dès lors, — en principe, — son emploi doit être réservé au seul cas où la clavelée s'est déclarée dans un troupeau ; que l'on ne doit pratiquer la clavelisation de précaution qu'autant que l'on dispose d'un virus convenablement cultivé et conservé.

Il nous reste maintenant à examiner les autres mesures sanitaires relatives à la clavelée. Parmi ces mesures, les unes s'appliquent à l'intérieur du pays, les autres, à la frontière. — Les premières doivent faire l'objet d'un arrêté préfectoral déclaratif d'infection qui en est comme la préface. — Cet acte administratif procède des articles 33 et 34 du règlement d'administration publique du 22 juin 1882 prescrivant un système sanitaire qui est, d'une manière générale, bien approprié au caractère contagieux de la clavelée. Il est cependant quelques points sur lesquels nous nous proposons d'appeler votre attention.

Et d'abord quelle doit être l'étendue de la zone territoriale déclarée infectée ? Aux termes de l'article 33 du règlement précité, l'arrêté déclaratif d'infection s'applique aux « locaux, cours, enclos, herbages » et pâtures dans *lesquels se trouvent les animaux malades.* » — À notre avis, on doit entendre par : *animaux malades* non seulement ceux qui sont affectés de cette maladie, mais encore ceux qui font partie du troupeau infecté alors même qu'ils ont toutes les apparences de la santé. On sait, en effet, qu'en raison du caractère contagieux de la clavelée, on doit considérer comme *suspectes* toutes les bêtes ovines ou caprines qui composent un troupeau lorsque la clavelée s'est montrée sur quelques-unes d'entre elles, et même sur une seule, comme le législateur l'a constamment admis. Par conséquent, un seul cas de clavelée constaté dans un troupeau suffit pour qu'il soit suspect et que les dispositions de l'arrêté déclaratif d'infection lui soient appliquées. Toutefois, pour éviter toute difficulté sur l'interprétation de l'article 33, dont le texte nous paraît trop limitatif, il conviendrait de le rédiger ainsi : lorsque la clavelée est constatée dans une commune, le préfet prend un arrêté portant déclaration d'infection des locaux, cours, enclos, herbages et pâtures dans lesquels se trouvent les animaux malades et *suspects*.

En second lieu, il nous paraît que le règlement d'administration publique restreint trop l'application de la *marque*. — Ainsi l'article 34 établit que cette mesure s'applique aux bêtes ovines et caprines « qui ne sont pas soumises immédiatement à la clavelisation. » D'autre part, comme la clavelisation n'est employée, — du moins, en règle générale, — que pour un troupeau déjà infecté de clavelée et pour lequel l'arrêté déclaratif d'infection a dû être pris, il s'ensuit que la marque ne s'applique qu'aux animaux suspects du troupeau malade. — Cependant ces animaux ne sont pas les seuls qui puissent propager la contagion. — On conçoit que ceux qui ont été en contact avec le troupeau claveleux, soit dans les pâturages communs, soit sur les routes, chemins ou sentiers, sont susceptibles de répandre la maladie. — Il ne suffit donc pas de marquer les bêtes du troupeau infecté, il faut encore, comme M. Viseur, d'Arras l'a conseillé, marquer les troupeaux de la localité dans laquelle la clavelée s'est déclarée, tout en permettant leur libre circulation. Par ce moyen, les propriétaires ne seront pas tentés de les vendre afin d'éviter l'application des mesures sanitaires, car, si la clavelée se déclarait sur ces bêtes suspectes vendues sur un marché quelconque, l'acheteur pourrait exercer utilement l'action en garantie contre son vendeur, tandis qu'il est complétement désarmé lorsque le troupeau n'est point marqué. Ce système, qui est dû à M. Viseur, d'Arras, a été appliqué avec un plein succès dans le département du Pas-de-Calais où la clavelée a été introduite à deux reprises différentes, en 1872 et 1877, par deux troupeaux ne portant aucune marque du vendeur.

Par conséquent, lorsque la clavelée sévit dans un troupeau, il faut non seulement marquer les bêtes qui ne sont pas clavelisées, comme l'exige l'article 34 du règlement d'administration publique, mais celles des troupeaux du voisinage, ou tout au moins interdire la mise en vente des troupeaux non marqués. — En un mot, il faut utiliser l'action rédhibitoire comme moyen prophylactique de la clavelée. — Cela ne nuit en rien aux transactions commerciales et ne peut gêner que les marchands interlopes, en les rendant responsables des conséquences de leur trafic sur des bêtes de provenance suspecte qu'ils achètent à bas prix, sans nul souci des dommages qu'ils causent à autrui.

Après l'isolement et la marque, il convient d'examiner la

désinfection. — Les règles de cette mesure si importante sont exposées dans les articles 17 et 18 de l'arrêté ministériel du 12 mai 1883. Toutefois, il n'est pas sans intrêt de savoir que, parmi les désinfectants mentionnés par notre législation sanitaire, il en est qui agissent mieux sur le virus claveleux que d'autres. Ainsi, le chlorure de chaux, délayé dans dix fois son poids d'eau, le chlorure de zinc en solution à raison de 20 grammes par litre d'eau ne détruisent pas la virulence claveleuse ; tandis que le sulfate de zinc, l'acide phénique, le bi-chlorure de mercure, l'acide sulfurique diluée, l'essence de térébenthine, diminuent ou même annihilent cette virulence.

La dessiccation détruit également la virulence claveleuse. Des croûtes que l'un de nous avait recueillies à Istres (Bouches-du-Rhône), le 15 octobre 1881, sur des brebis atteintes de clavelée, ayant été inoculées le 2 mars 1882, c'est-à-dire au bout de cinq mois, se sont montrées inactives.

Nous passons sous silence les autres mesures sanitaires applicables à la clavelée, dans l'intérieur du pays, telles que le dénombrement, le certificat d'abatage pour la boucherie, dont l'application se passe de commentaires, pour arriver immédiatement à la police sanitaire de la clavelée à la frontière.

Dans le midi de la France, la clavelée est pour ainsi dire introduite chaque année pendant l'été par les arrivages de moutons algériens. L'exportation de ces animaux dans la Métropole, constitue l'une des branches les plus importantes du commerce algérien. Ainsi, en 1879, il a été expédié de notre colonie 741.000 moutons à destination de France, en 1880 et 1881 ce chiffre s'est abaissé à 470.000 environ, pour remonter à 546.000 en 1882. Tous ces moutons sont visités immédiatement avant l'embarquement et dès leur arrivée en France, dans les ports du littoral méditerranéen ouverts à l'importation du bétail. Cette visite est faite par des vétérinaires que le Ministre de l'agriculture nomme à cet effet. Elle doit être individuelle et porter sur tous les animaux présents sur le quai d'embarquement. Après cette visite sanitaire, le vétérinaire délivre un certificat de santé. Il est à noter que, conformément aux dispositions de l'article 76 du règlement d'administration publique, la visite sanitaire et le certificat de santé qui en est l'attestation officielle, sont des formalités obligatoires pour tous les expéditeurs, et sans lesquelles le permis d'embarquement ne leur serait point délivré. — Si, à l'arrivée d'un troupeau reconnu sain au départ de l'Algérie, on constate l'existence de la clavelée sur une ou plusieurs bêtes, ce troupeau tout entier doit être considéré comme suspect. Les animaux malades doivent être abattus et livrés à l'équarrissage et les animaux suspects mis en quarantaine et clavelisés ou bien vendus pour la boucherie, sous les conditions prescrites par l'agent sanitaire afin d'éviter tout détournement. Enfin, le règlement d'administration publique stipule que « les animaux qui présenteront les cicatrices caractéristiques de l'inoculation seront admis librement. » Nous reviendrons plus loin sur cette disposition : pour le moment il convient d'examiner la valeur prophylactique de la visite sanitaire.

Établissons d'abord que, cette visite portant sur un grand nombre de moutons, présente dans la pratique de réelles difficultés en raison de l'agencement des quais d'embarquement où les animaux sont souvent entassés pêle-mêle avec des marchandises de toute sorte. La même insuffisance se remarque dans les ports de débarquement, qui sont loin d'être pourvus des « agrès nécessaires » dont parle l'article 28 de la loi sanitaire, c'est-à-dire d'un système de clavonnage permettant d'examiner les moutons un à un. — Il n'est pas à notre connaissance non plus, qu'il existe dans ces ports, un bâtiment destiné à recevoir les animaux mis en quarantaine comme le stipule l'article 28 précité.

Indépendamment de ces inconvénients qui procèdent des difficultés pratiques que présente la visite, mais que l'on pourrait faire disparaître par la ferme application de la loi ; il en est d'autres qui sont inhérents à la nature même des choses et que l'on ne peut supprimer. — Ces inconvénients inéluctables procèdent de la durée de la période d'incubation de la clavelée, durée toujours plus longue que celle de la traversée de la Méditerranée. Dès lors, on conçoit aisément que des moutons exposés à la contagion de la clavelée, soit au moment du départ de l'Algérie, soit pendant la traversée, présentent cependant toutes les apparences de la santé à leur arrivée à Marseille ou dans tout autre port méditerranéen. Ils sont donc admis en libre pratique, et la clavelée se déclarant ensuite, ils sèment la contagion dans les diverses localités où on les conduit.

Loin de nous la pensée de considérer la visite sanitaire comme une mesure de nulle valeur, nous croyons fermement au contraire que, sans cette mesure, la clavelée ferait encore plus de ravages dans nos départements qui reçoivent des moutons algériens. Aussi pensons nous qu'il ne serait pas sans utilité d'appeler l'attention des municipalités des ports de mer sur les obligations qui leur incombent d'après la loi du **21 juillet 1881**, afin de faciliter la visite et d'établir des quarantaines offrant aux éleveurs de sérieuses garanties contre la contagion claveleuse. — Mais il faut convenir également que cette mesure ne pourra jamais faire cesser tout danger de contagion par les animaux importés. On conçoit facilement que ce danger serait entièrement conjuré si tous les moutons admis à l'importation étaient clavelisés et entièrement guéris au moment de leur entrée en France. — Toutefois on en peut imposer une semblable mesure aux expéditeurs algériens, qui sont nos compatriotes, sans l'exiger également des expéditeurs allemands ou autres, car il ne faut pas oublier que, dans l'état actuel de la science, la clavelisation, sous peine d'être un remède pire que le mal, doit être suivie d'un isolement d'une durée d'un mois au moins. — Il n'est pas rare même que les animaux inoculés à la manière ordinaire ne soient entièrement guéris et qu'ils ne puissent être considérés comme des foyers contagieux qu'après quarante ou quarante-cinq jours. — Or, les frais de nourriture et d'entretien des troupeaux pendant cette quarantaine, les pertes résultant de la clavelisation, dépasseraient la différence qui existe entre le prix d'achat des moutons en Algérie et leur prix de vente dans la Métropole, et le commerce d'exportation des moutons, — cette branche si importante de notre richesse nationale, — serait anéantie. D'ailleurs, comment reconnaître au moment de l'entrée en France les moutons qui auront été clavelisés ? Le règlement d'administration publique stipule que : « Les animaux qui présenteront les cicatrices caractéristiques de l'inoculation seront admis librement. » Le but de cette disposition prévoyante, serait parfaitement atteint si les cicatrices consécutives à la clavelisation étaient réellement spéciales et caractéristiques. Mais il n'en est pas ainsi, car la cicatrice linéaire, blanchâtre, épaisse, saillante et pour ainsi dire calleuse, que laisse la plaie consécutive à la pustule d'inoculation, n'a rien qui la distingue nettement et sûrement d'une cicatrice résultant d'une plaie cutanée quelconque avec perte de substance. Il est donc à craindre que la fraude s'exerce en cette matière, si les moutons porteurs de cicatrices caudales ou auriculaires viennent à acquérir une plus-value motivée par leur entrée en libre pratique. Les seules cicatrices réellement caractéristiques de la clavelée, sont ces petites fossettes glabres, rosées ou blanches, dont la face de certains moutons est comme criblée ou piquetée, d'où le nom de *picotte*, donné parfois à cette maladie. — Ces cicatrices cupuliformes qui apparaissent au premier abord comme autant de petits trous, sont les véritables stigmates de la clavelée, et leur présence permet de conclure avec certitude. Mais ces cicatrices ne se montrent que sur les moutons qui, après la clavelisation, ont présenté une éruption générale, prononcée, ou bien qui ont été atteints de la clavelée développée par contagion naturelle. — Dans tous les autres cas, il n'existe pas de cicatrices véritablement caractéristiques. On pourrait bien, sans doute, exiger comme preuve de la clavelisation, un certificat de l'opérateur, mais la question de la quarantaine exigée par la clavelisation n'en subsisterait pas moins. Cette quarantaine est ruineuse et constitue le principal inconvénient de la clavelisation appliquée aux troupeaux destinés à l'importation.

En résumé, les renseignements contenus dans le rapport dont nous venons de vous donner lecture, nous conduisent à formuler les conclusions suivantes :

1° L'agent actif de la virulence claveleuse est constitué par des granulations ou corpuscules en suspension dans le claveau ;

2° Le microbe de la clavelée n'a pas encore été isolé, ni cultivé en dehors de l'économie ;

3° Le claveau recueilli sur un animal atteint de variole bénigne et suivant la méthode conseillée par l'un de nous, ne produit qu'une pustule au point inoculé ;

4° Avec ce virus, on peut claveliser sans perte un troupeau encore sain, mais qui est exposé à la contagion de la clavelée ;

5° L'injection hypodermique de claveau ancien et dilué est une opération dont les suites sont moins graves que celles de la clavelisation pratiquée par le procédé ordinaire ;

6° Quel que soit le procédé mis en usage, la clavelisation n'est point une vaccination proprement dite, elle crée des foyers contagieux, et la loi a été sagement prévoyante en exigeant certaines formalités qui ont pour but d'en limiter l'application ;

7° Les cicatrices consécutives à l'inoculation claveleuse ne sont point caractéristiques, à moins que l'opération ait été suivie d'une éruption générale grave ;

8° Parmi les agents désinfectants recommandés par la législation sanitaire, le chlorure de zinc et le chlorure de chaux sont moins actifs que les acides sulfurique et phénique, le sublimé corrosif, le sulfate de zinc ou l'essence de térébenthine ;

9° Afin d'éviter toute difficulté d'interprétation sur le texte de l'article 33 du règlement d'administration publique, il convient de mentionner les animaux suspects ;

10° Lorsque la clavelée règne dans une localité, il faut exiger que les troupeaux mis en vente, portent la marque du vendeur.

Telles sont, Messieurs, les considérations que nous avons l'honneur de vous soumettre.

ANGERS, IMPRIMERIE LACHÈSE ET DOLBEAU

www.ingramcontent.com/pod-product-compliance
Lightning Source LLC
LaVergne TN
LVHW011505170726
843501LV00009B/3612